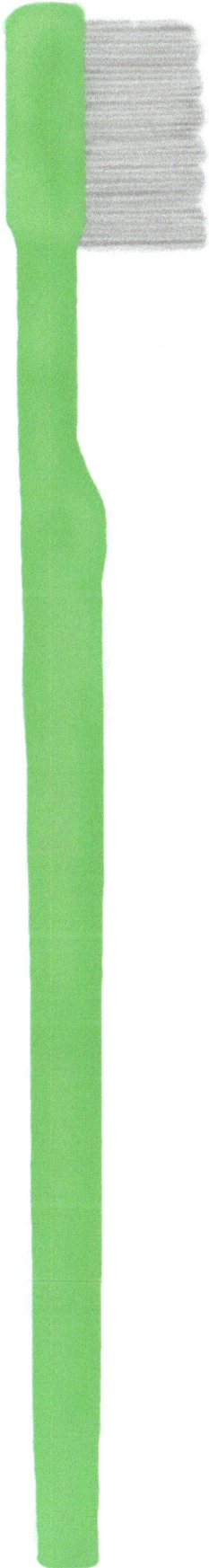

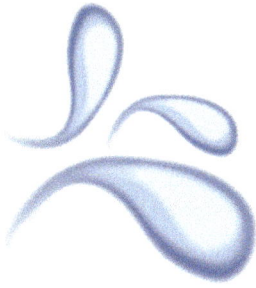

BRUSH !
BRUSH !
BRUSH !

¡Cepílla!
¡Cepílla!
¡Cepílla!

Leticia Mendoza-Sobel

Illustrated by Christina Olson

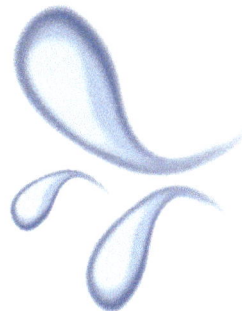

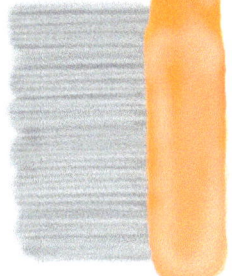

Additional copies may be ordered from the publisher for educational, business,
promotional or premium use. For information, contact ALIVE Book Publishing at:
alivebookpublishing.com, or call (925) 837-7303.

Book Design by Alex Johnson

ISBN 13
978-1-63132-021-7

ISBN 10
1631320211

Library of Congress Control Number: 2015946388

Library of Congress Cataloging-in-Publication Data is available upon request.

First Edition

Published in the United States of America by ALIVE Book Publishing
and ALIVE Publishing Group, imprints of Advanced Publishing LLC
3200 A Danville Blvd., Suite 204, Alamo, California 94507
alivebookpublishing.com

For an author-signed edition visit: www.BrushBrushBook.com

10 9 8 7 6 5 4 3 2 1

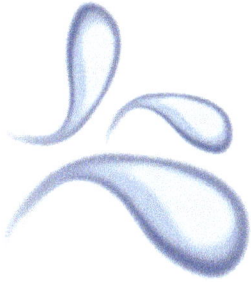

To my parents, Carlos and Josefina
for giving me life.

To my husband Richard.

To my family in México.

To all the children in the world.

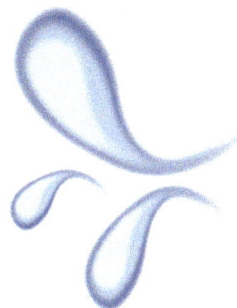

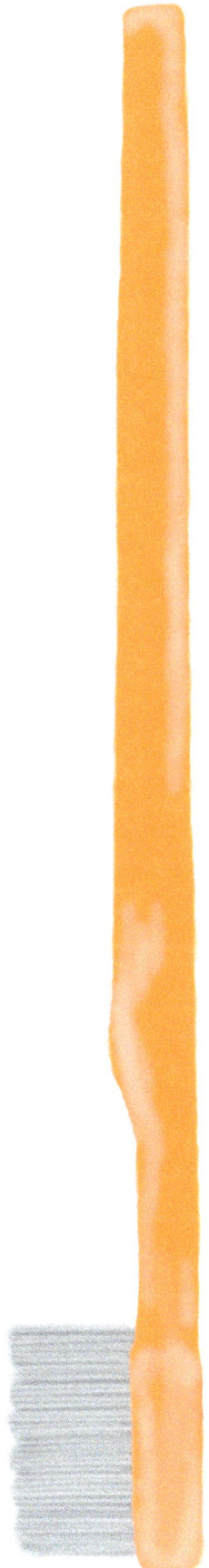

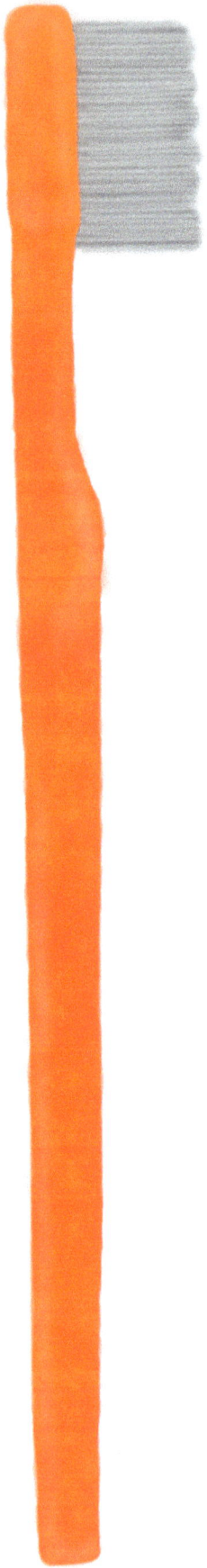

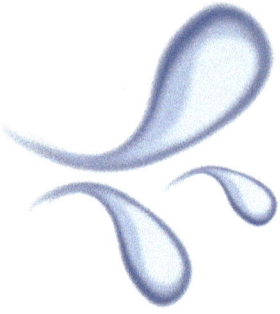

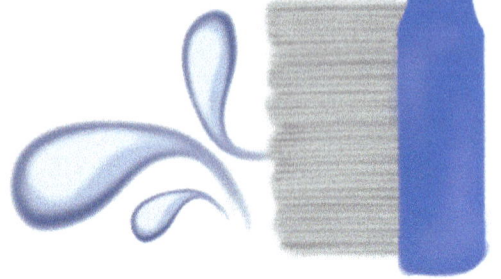

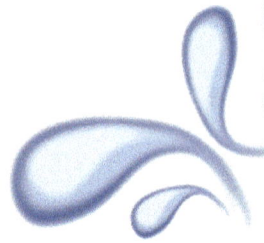

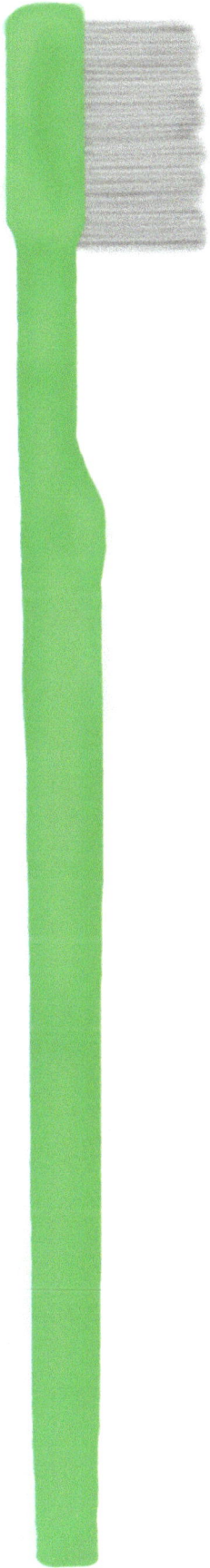

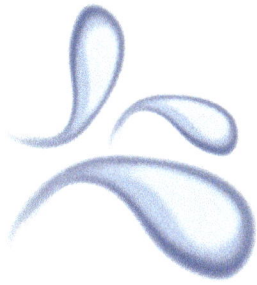

A mis padres, Carlos y Josefina
por darme la vida.

A mi esposo Richard.

A mi familia en México.

A todos los niños en el mundo.

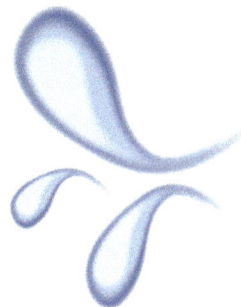

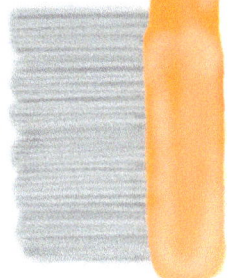

How many teeth do you have?
Let's count them.
Do you have only two?

¿Cuántos dientes tienes?
Vamos a contarlos.
¿Sólo tienes dos?

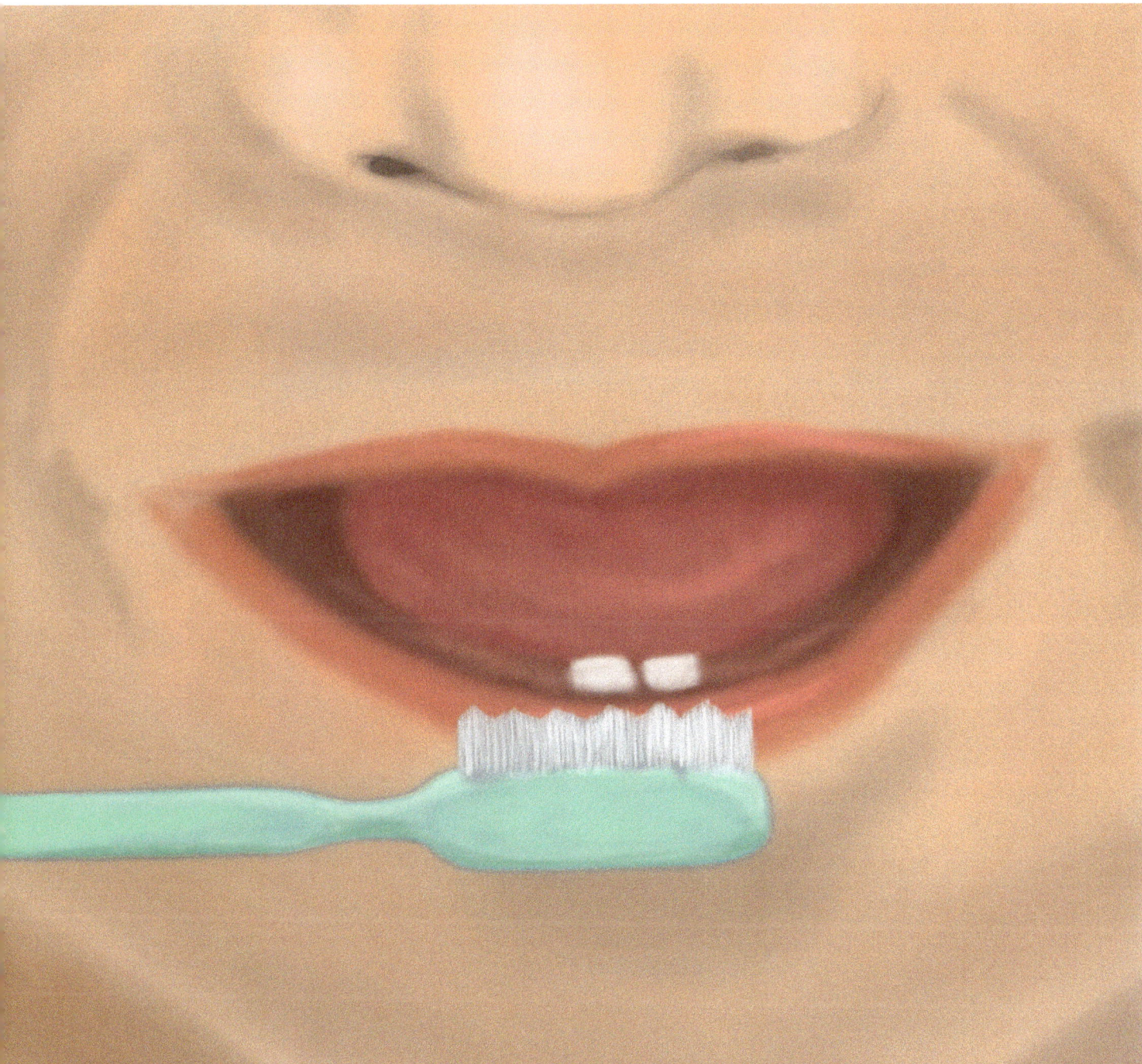

It's Ok! Brush! Brush! Brush!
Brush your teeth.

¡Está bien! ¡Cepílla! ¡Cepílla! ¡Cepílla!
Cepílla tus dientes.

I can count eight teeth now.
One front tooth has orange
and black stripes.

Ahora puedo contar ocho dientes.
Un diente de enfrente tiene franjas
anaranjadas y negras.

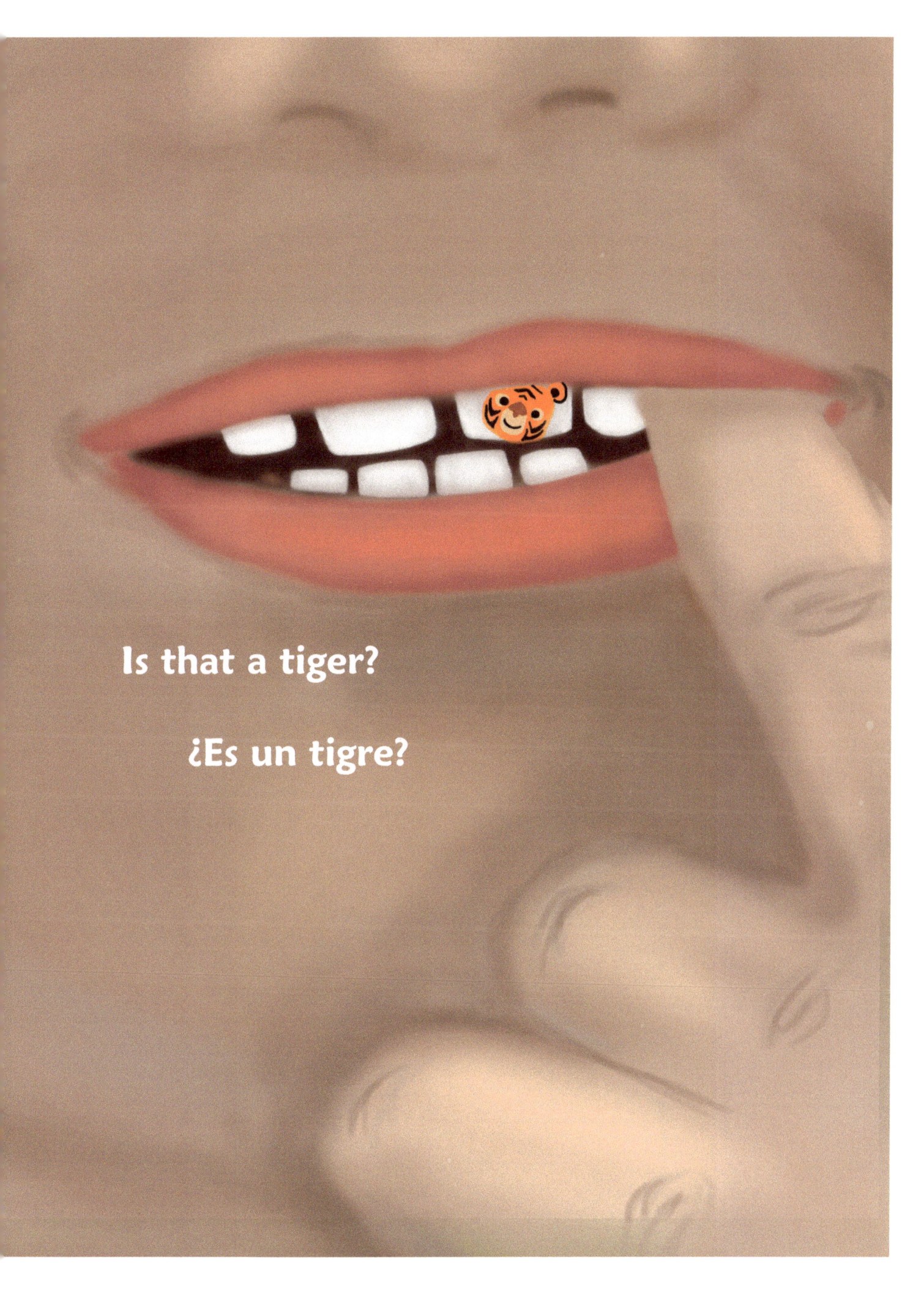

Is that a tiger?

¿Es un tigre?

No, it's not a tiger. They're black beans
and carrots remaining on your teeth.

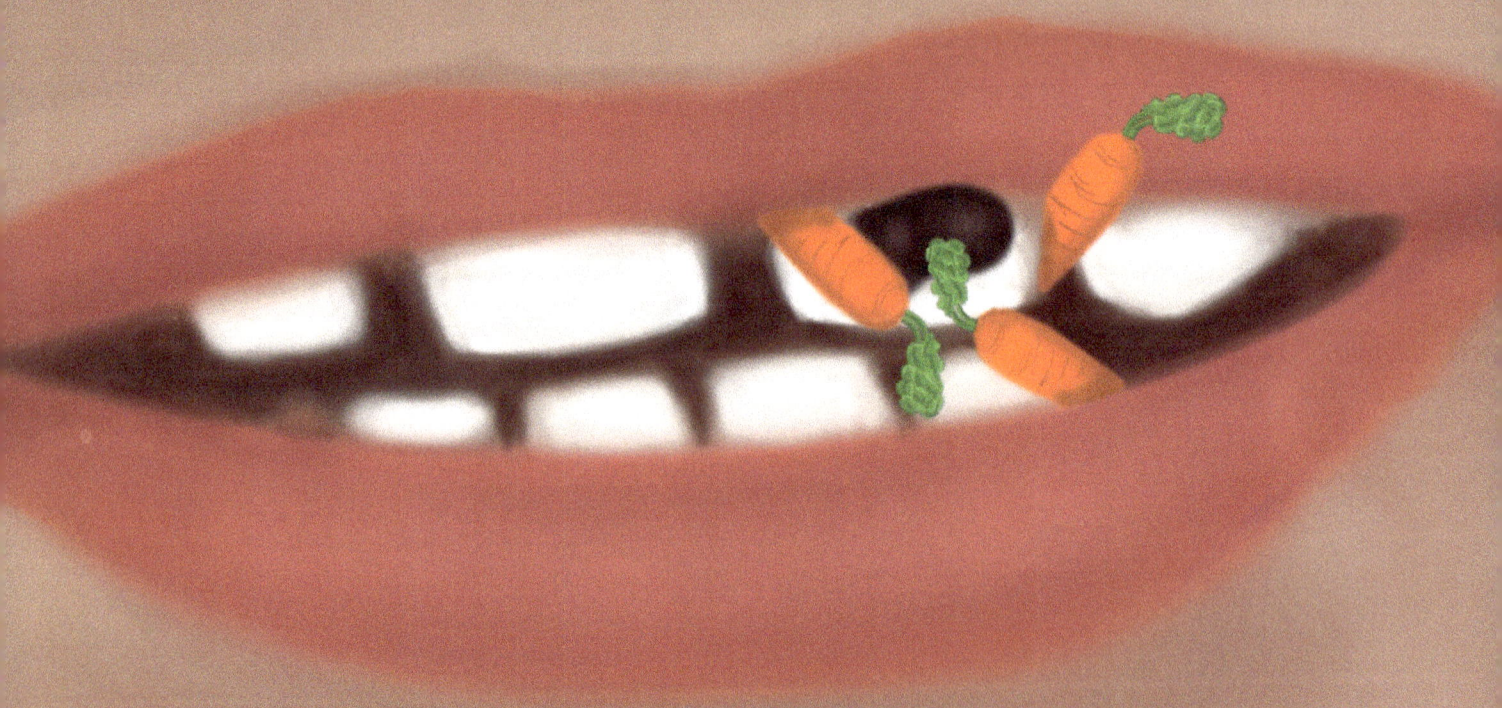

No, no es un tigre. Son frijoles negros
y zanahorias que se quedaron en tu dientes.

Brush! Brush! Brush! Brush your teeth and get rid of the beans and carrots.

¡Cepílla! ¡Cepílla! ¡Cepílla! Cepílla tus dientes y deshazte de los frijoles y las zanahorias.

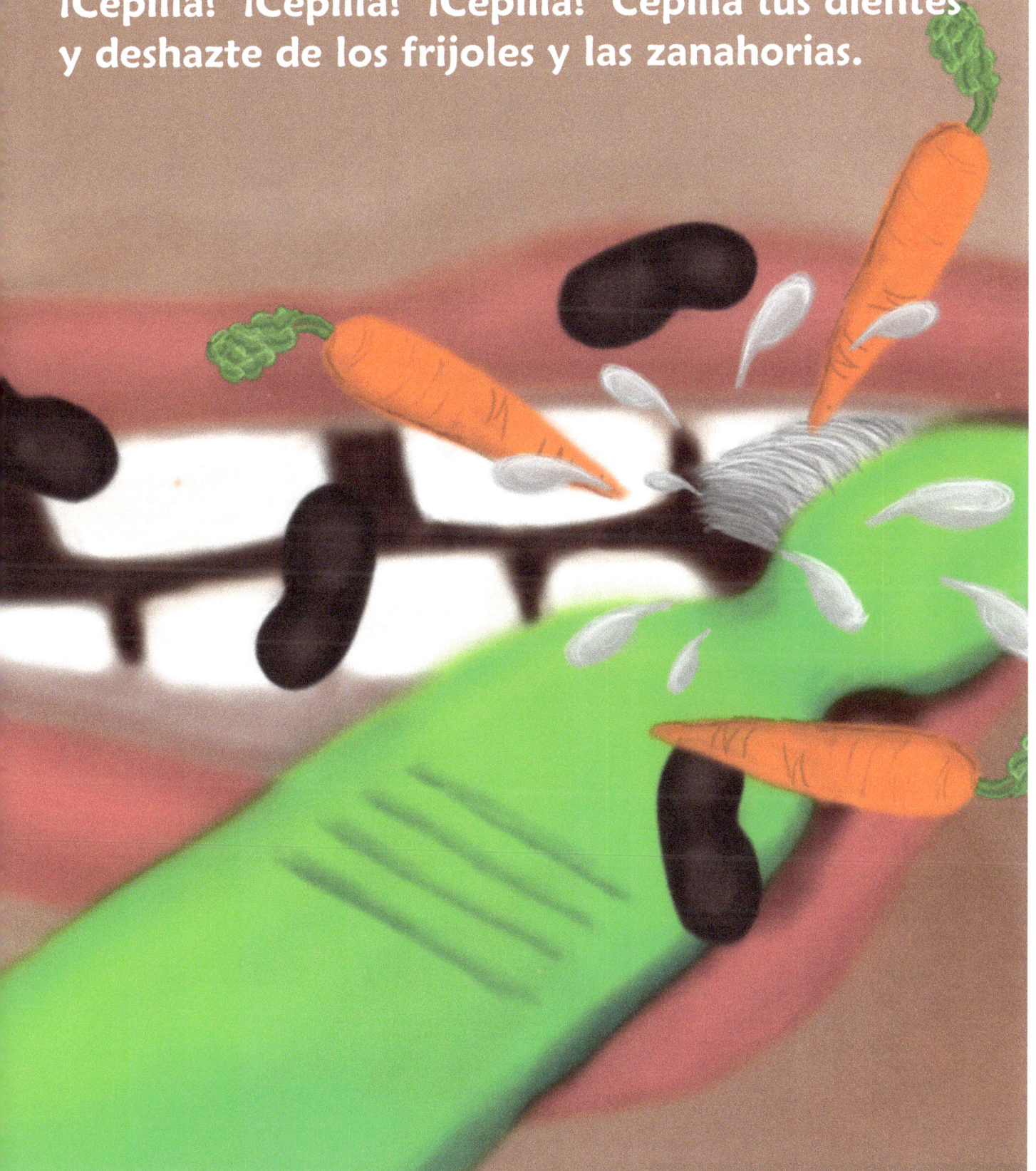

Aha! I see twelve teeth.
Are those green germs on your teeth?

¡Ajá! Yo veo doce dientes.
¿Son esos gérmenes verdes en tus dientes?

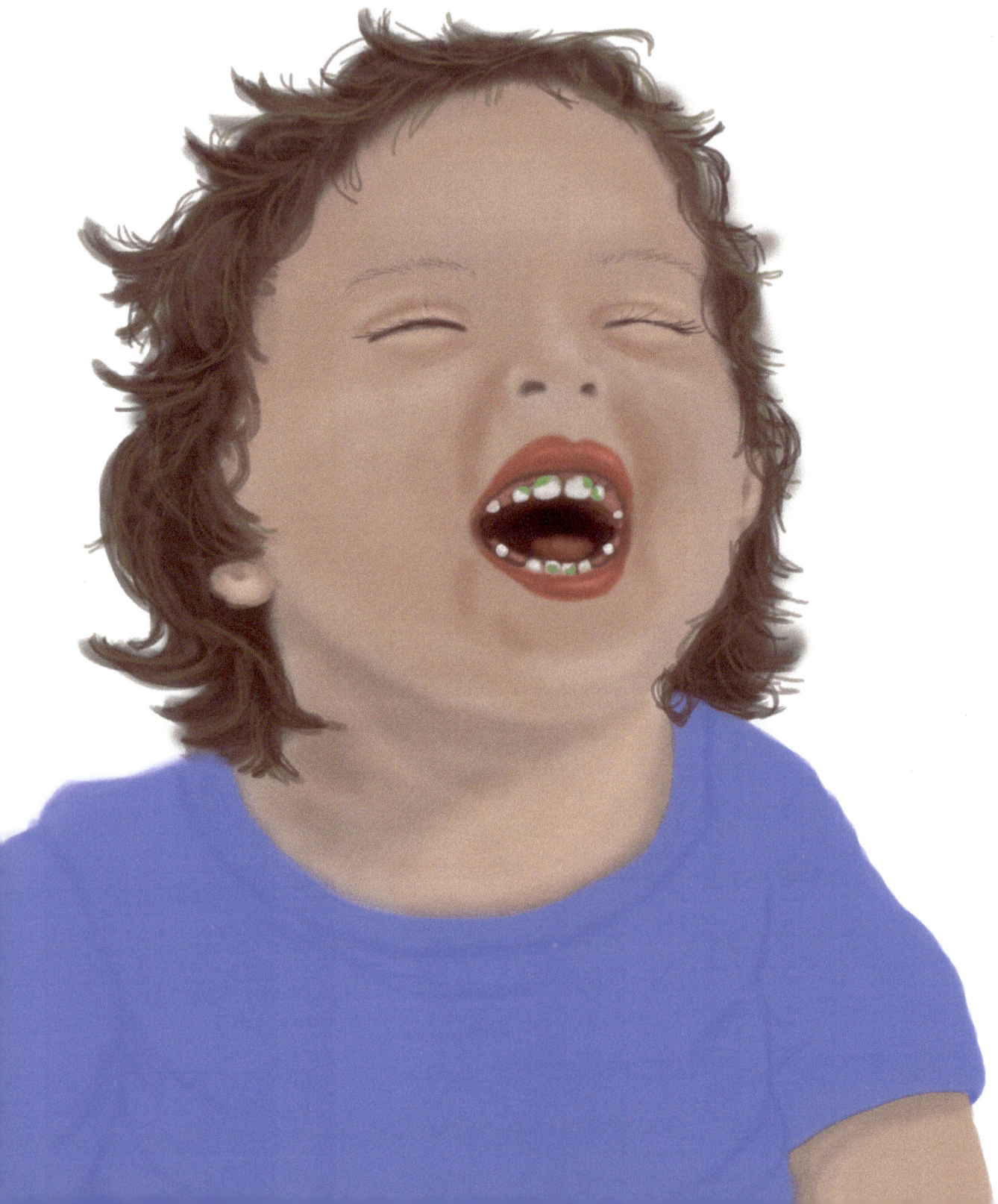

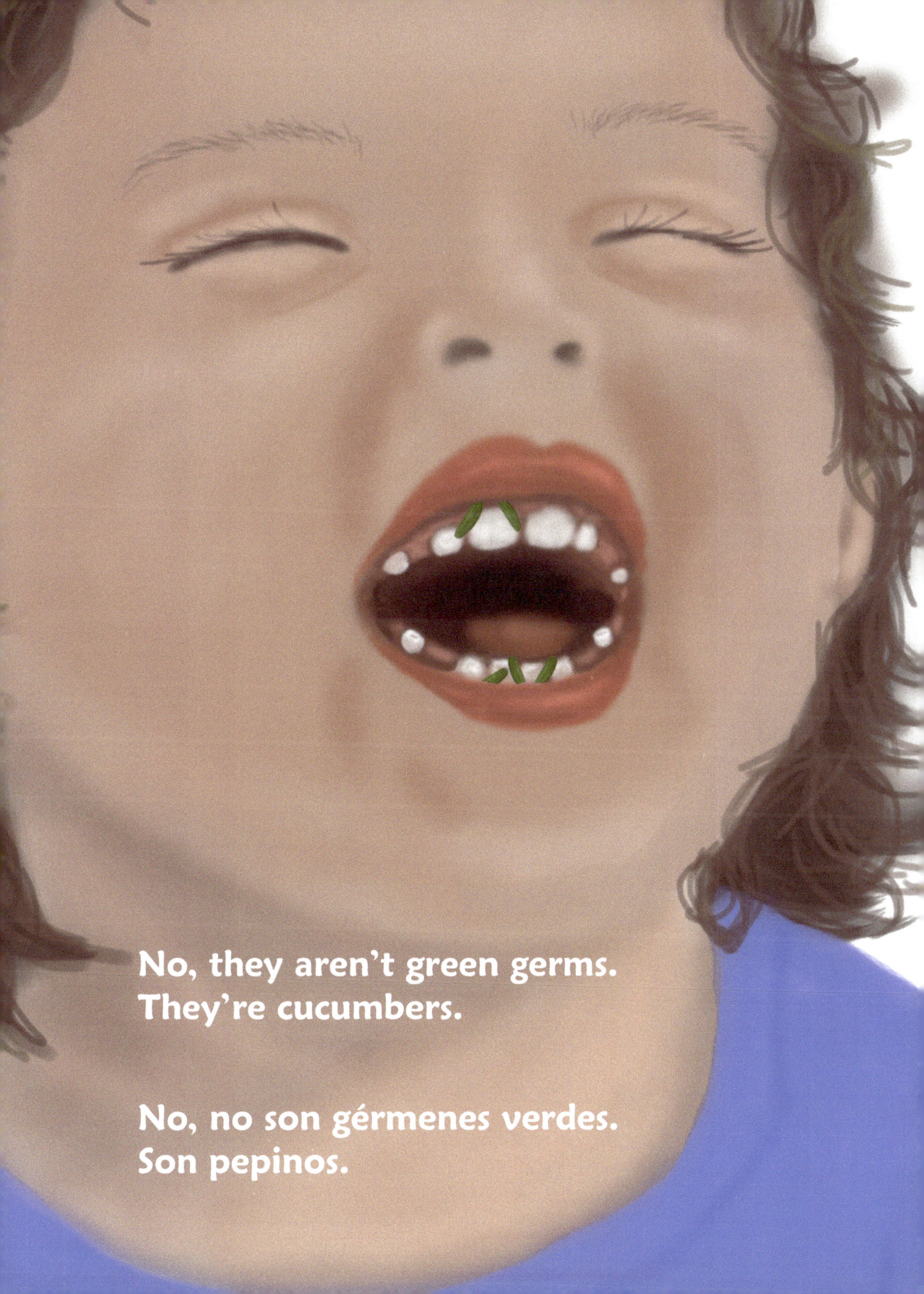

No, they aren't green germs.
They're cucumbers.

No, no son gérmenes verdes.
Son pepinos.

Brush! Brush! Brush! Brush your
teeth and get rid of the cucumbers.

¡Cepílla! ¡Cepílla! ¡Cepílla! Cepílla tus
dientes y deshazte de los pepinos.

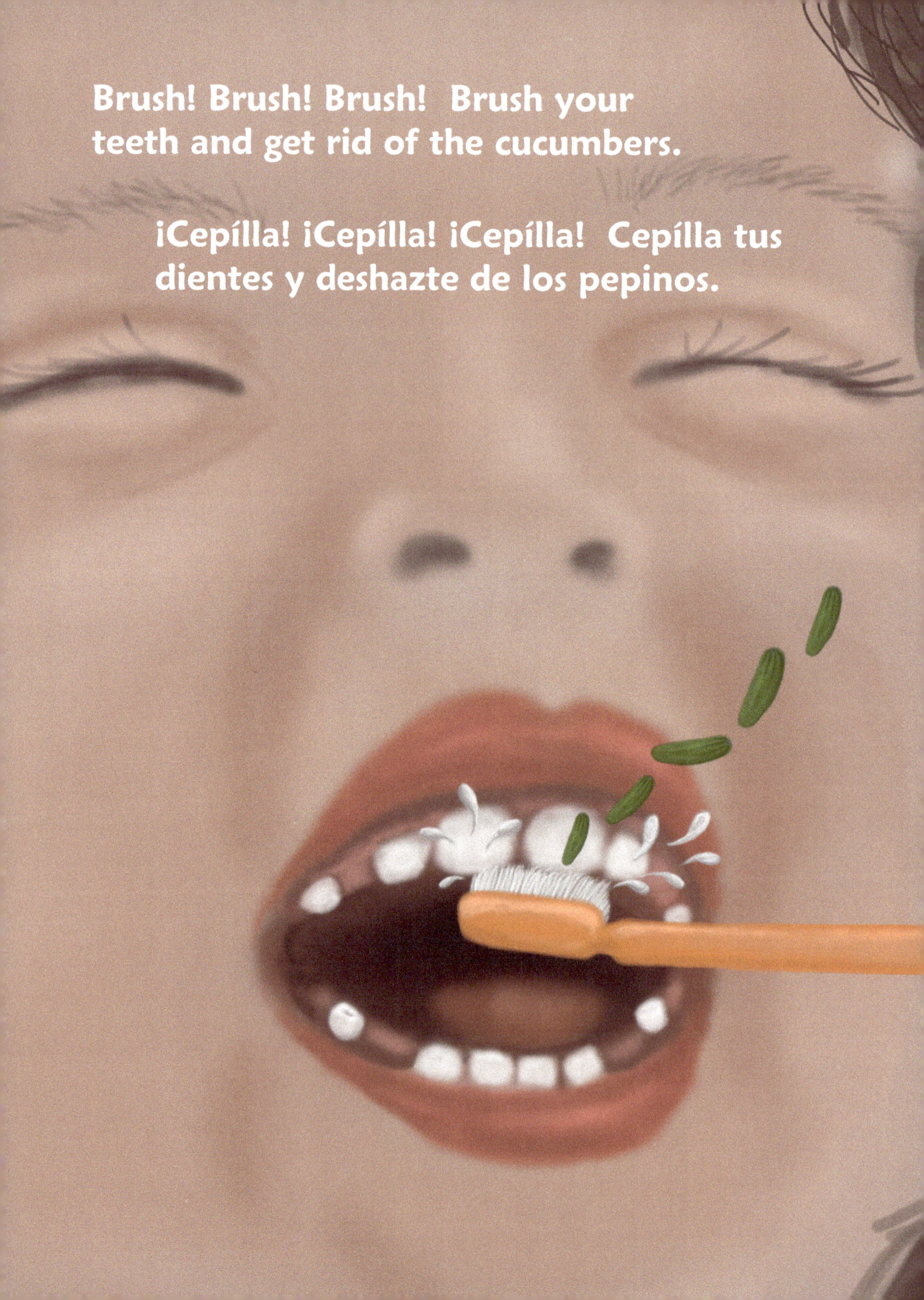

How many teeth are in your mouth? Sixteen?
Is that a sugar bug on your back tooth?

¿Cuántos dientes tienes en tu boca? ¿Dieciséis?
¿Es eso un bicho de azúcar en tu muela?

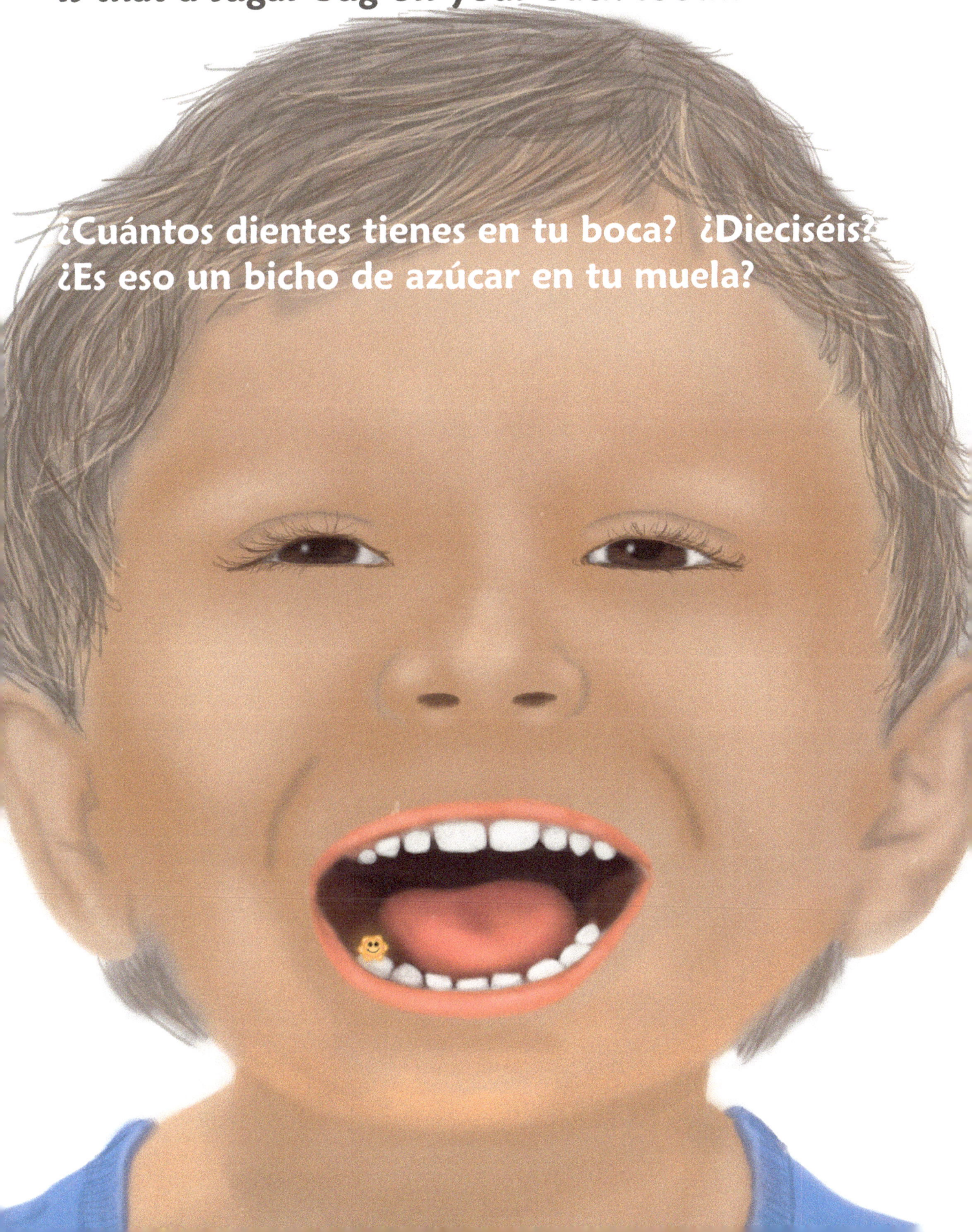

Yes, it's a sugar bug!

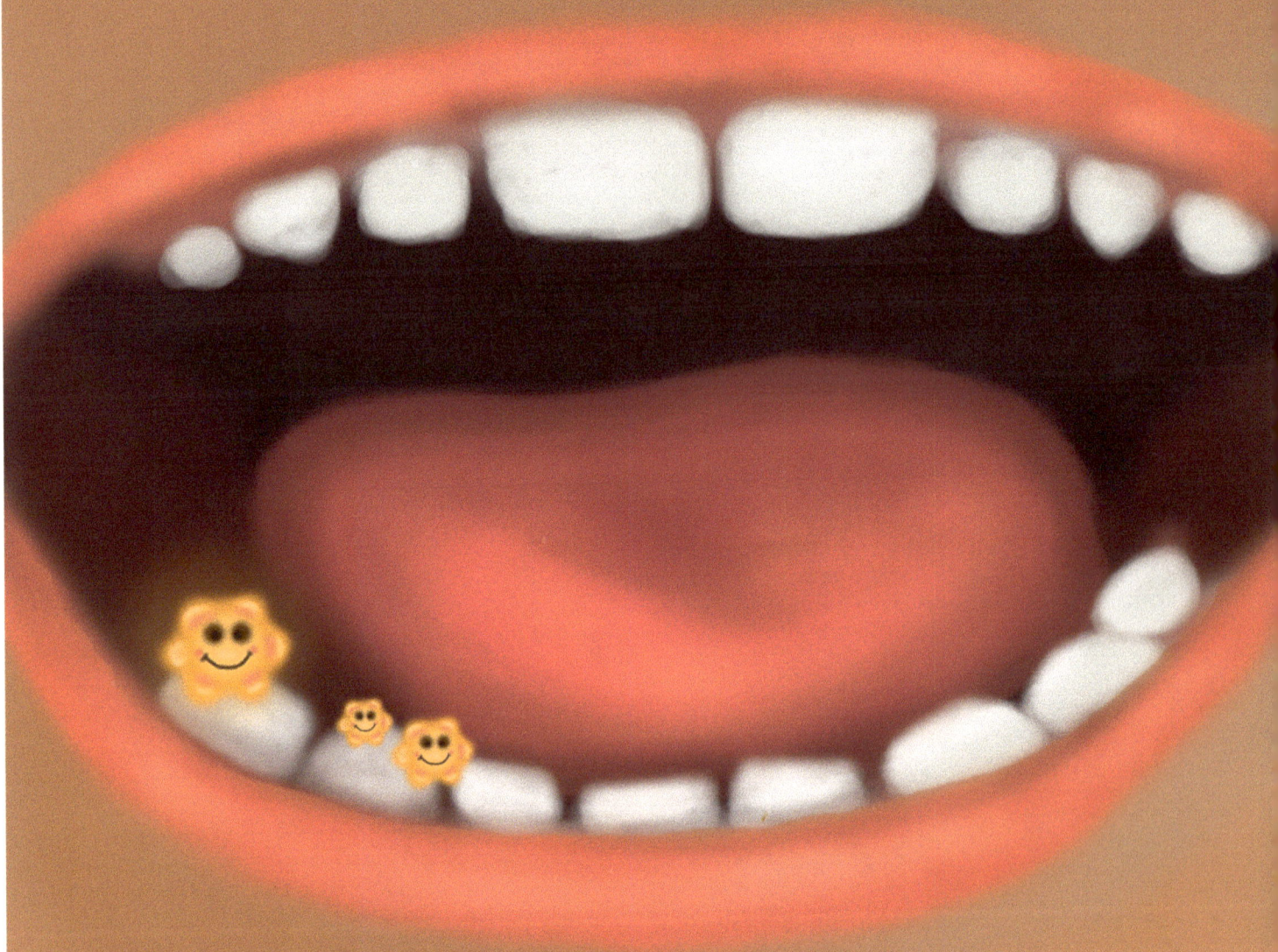

¡Si, es un bicho de azúcar!

Brush! Brush! Brush! Brush your teeth and get rid of the sugar bugs.

¡Cepílla! ¡Cepílla! ¡Cepílla! Cepílla tus dientes y deshazte de los bichos de azúcar.

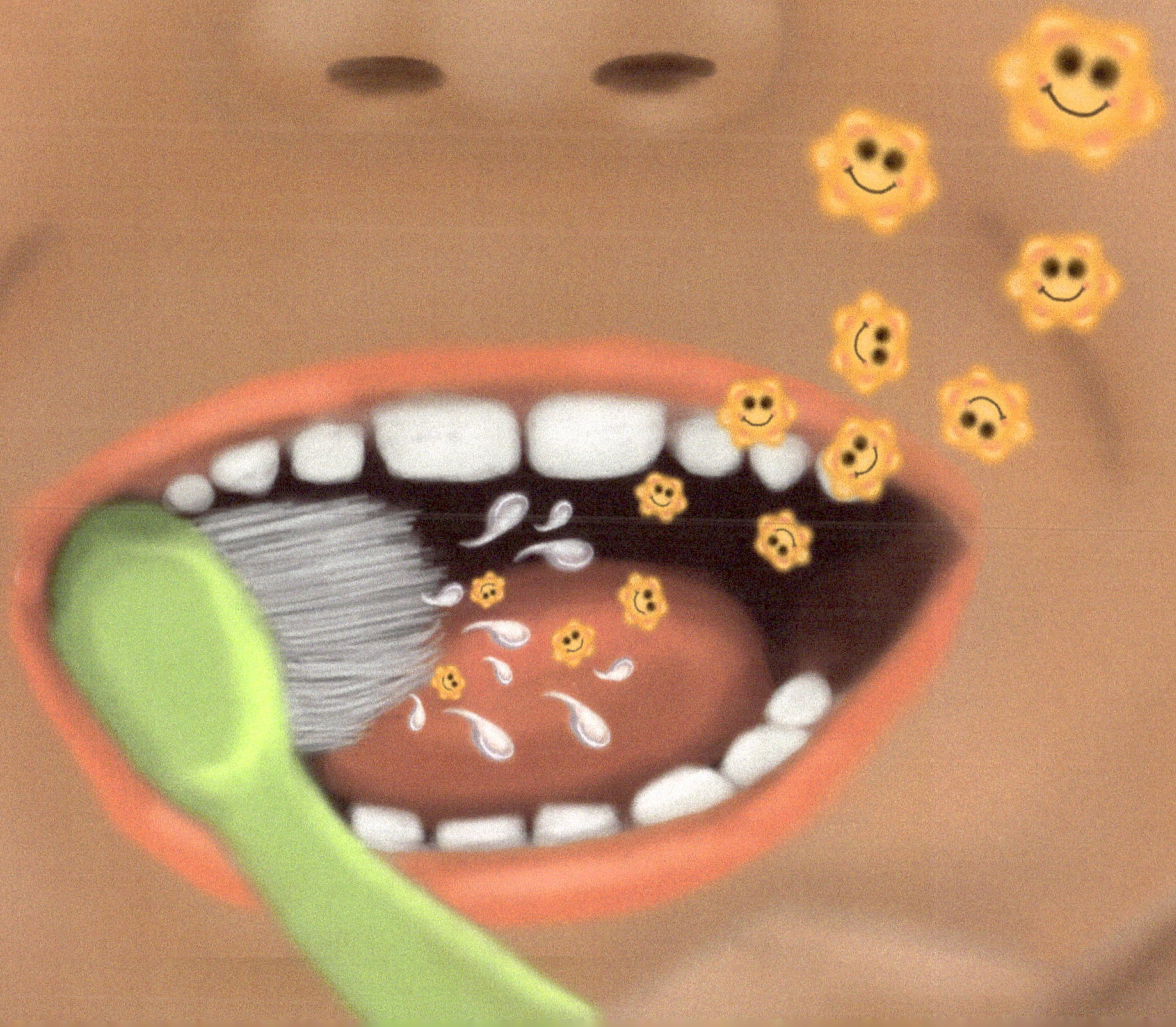

I wonder how many teeth you have now.
Open your mouth big for me to count.

Me pregunto cuántos dientes tienes ahora.
Abre tu boca grande para que los cuente.

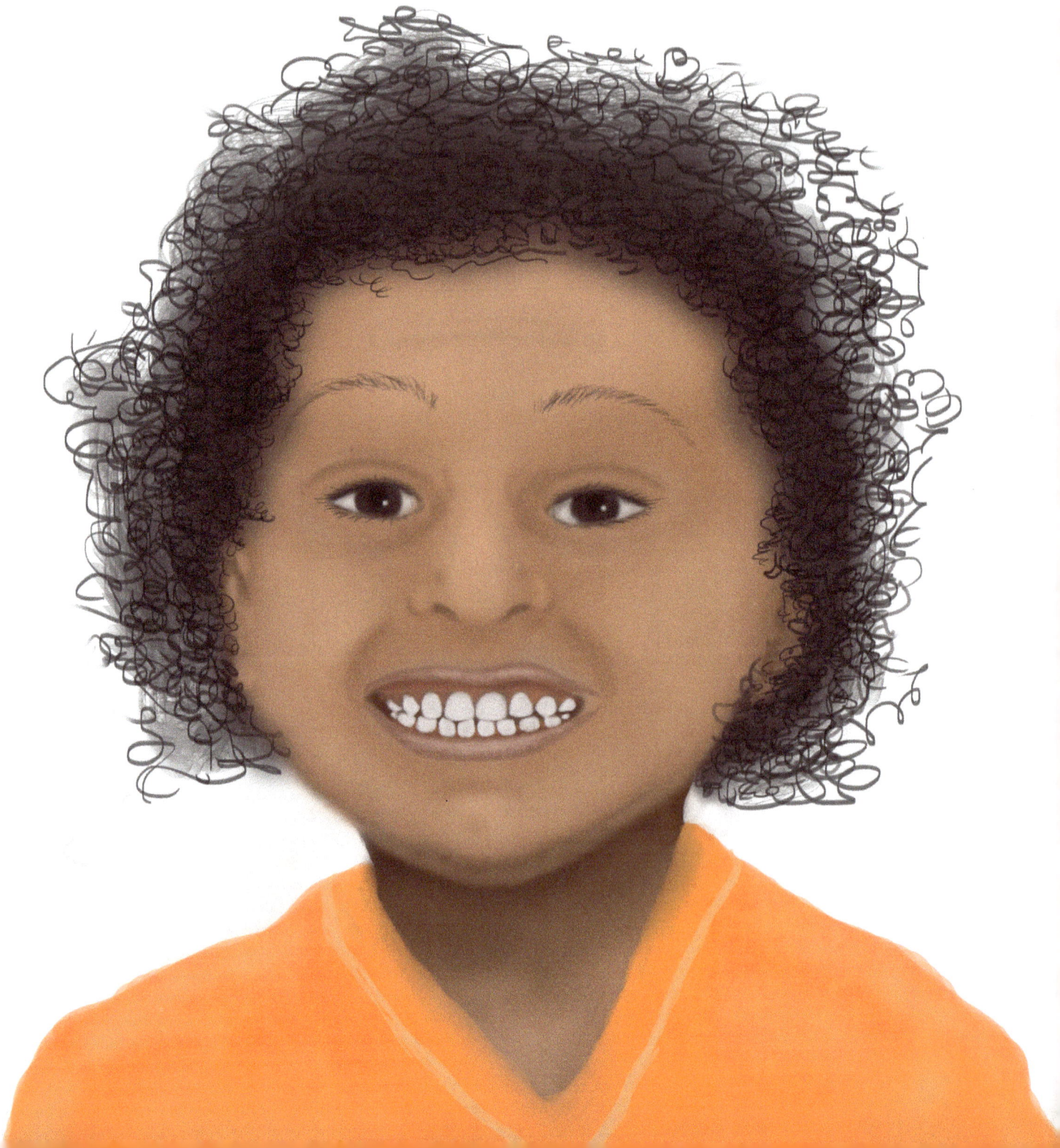

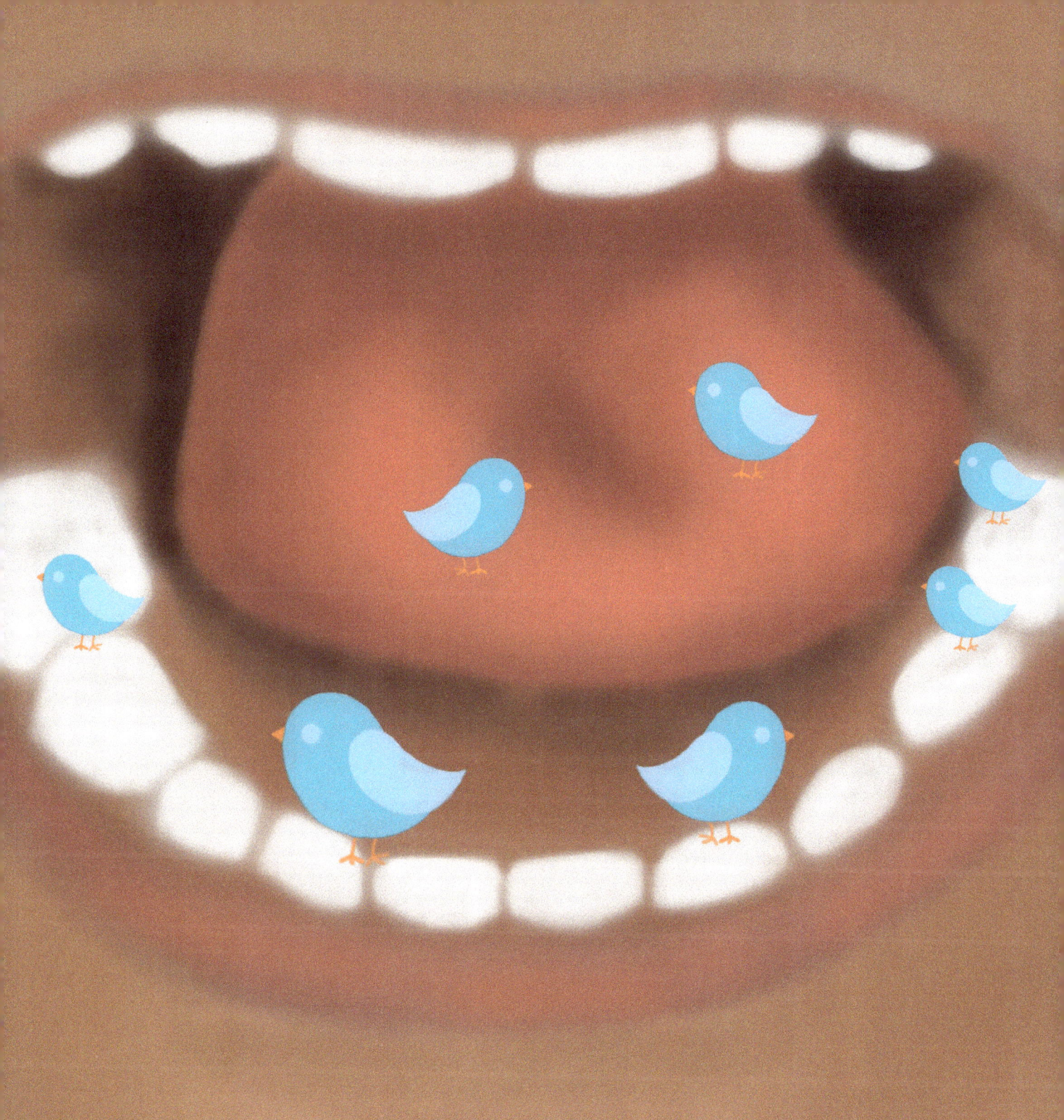

Oh wow! I see some birds
on your teeth, gums and tongue.

¡Oh wow! Yo veo algunos pájaros
en tus dientes, encías y lengua.

Brush! Brush! Brush! Brush your
teeth and get rid of the birds.

¡Cepílla! ¡Cepílla! ¡Cepílla! Cepílla tus
dientes y deshazte de los pájaros.

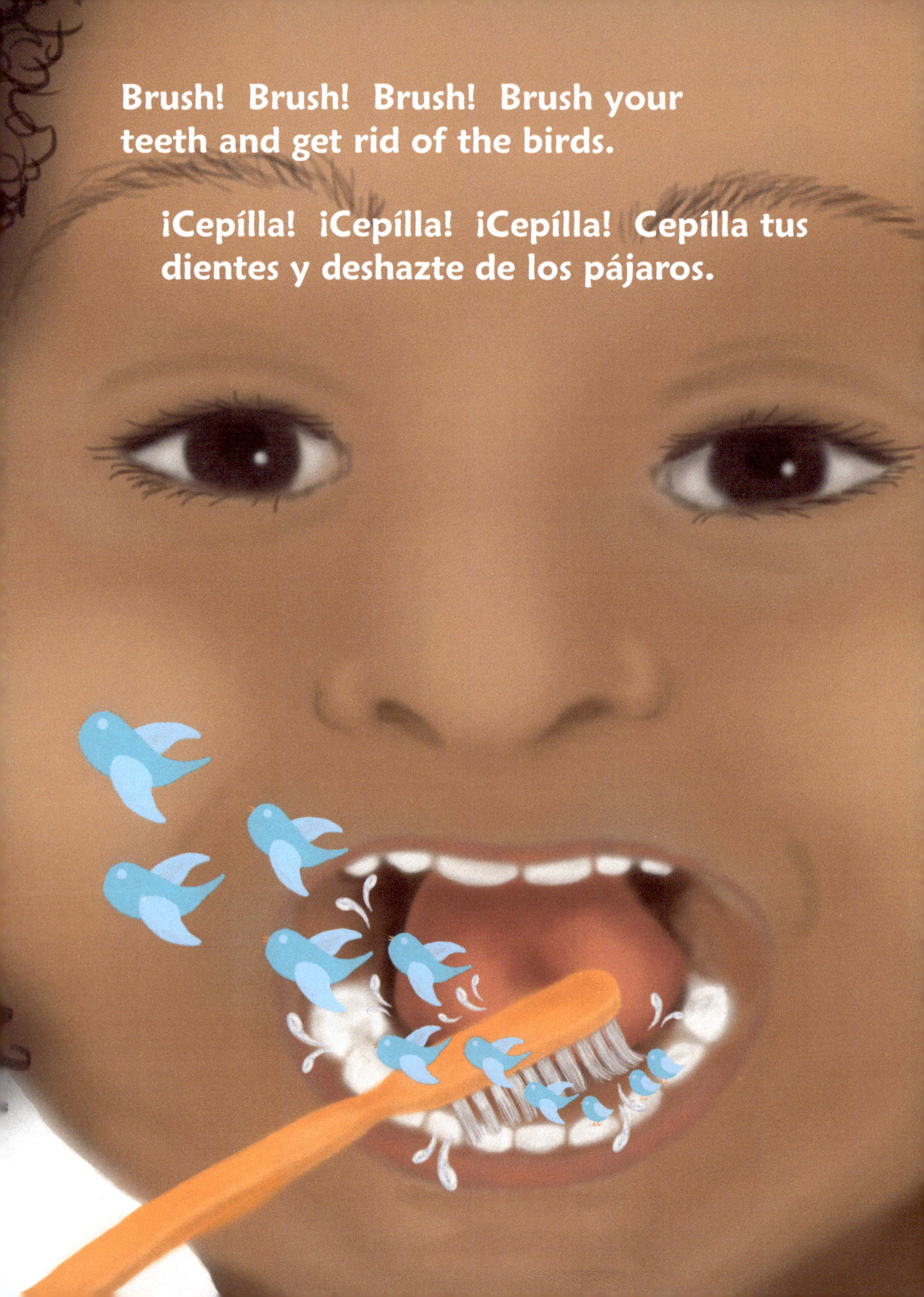

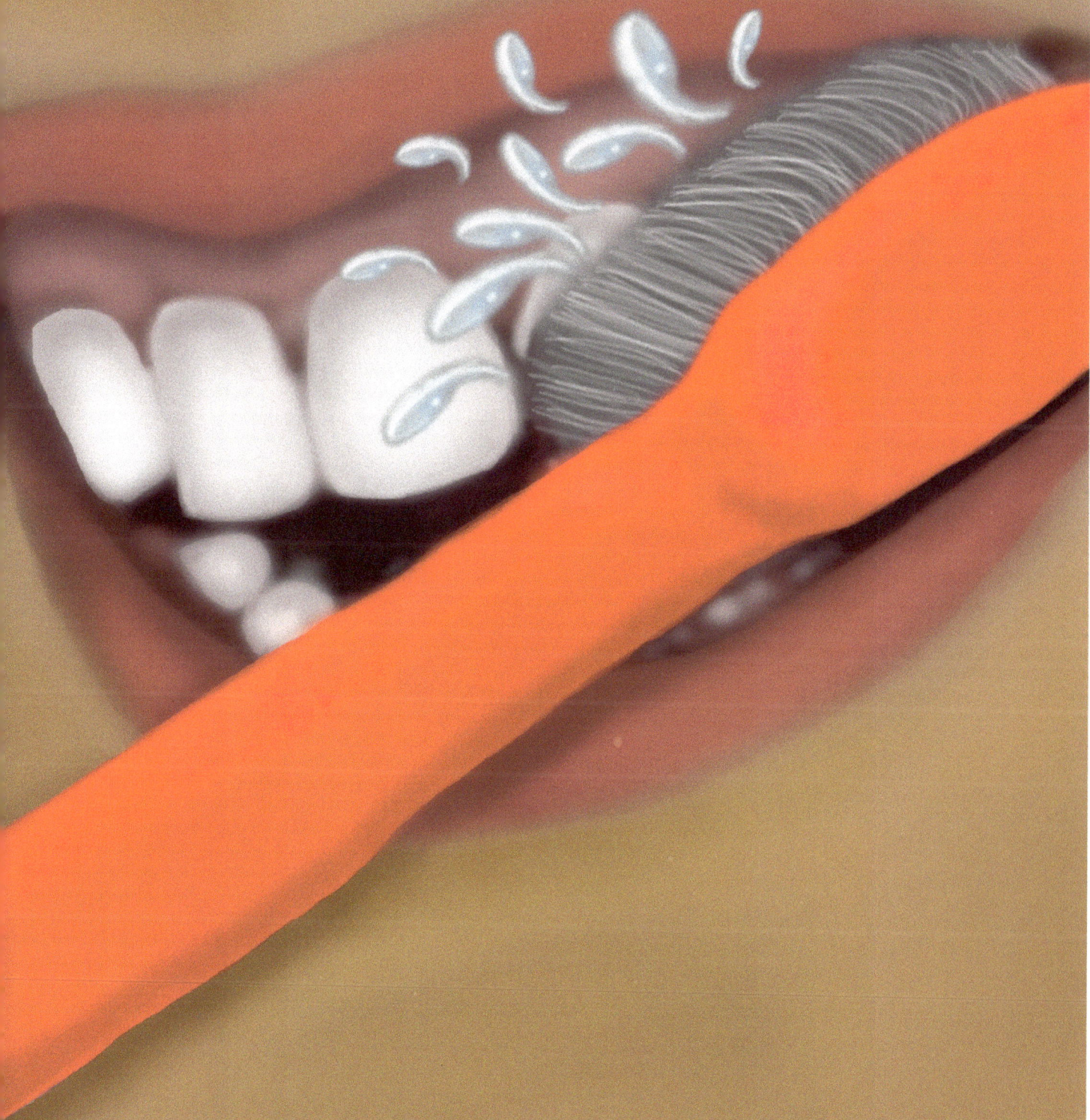

Brush your gums.

Cepílla tus encías.

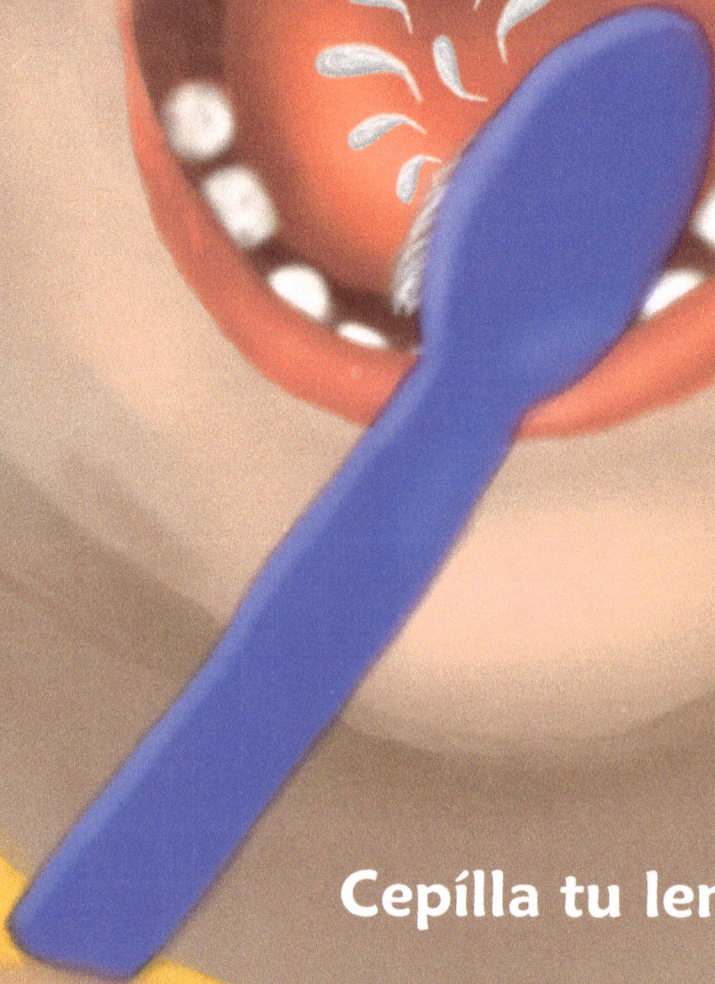

Brush your tongue.

Cepílla tu lengua.

Are there any animals, vegetables, green germs, or sugar bugs in your mouth?
Let's take a peek.

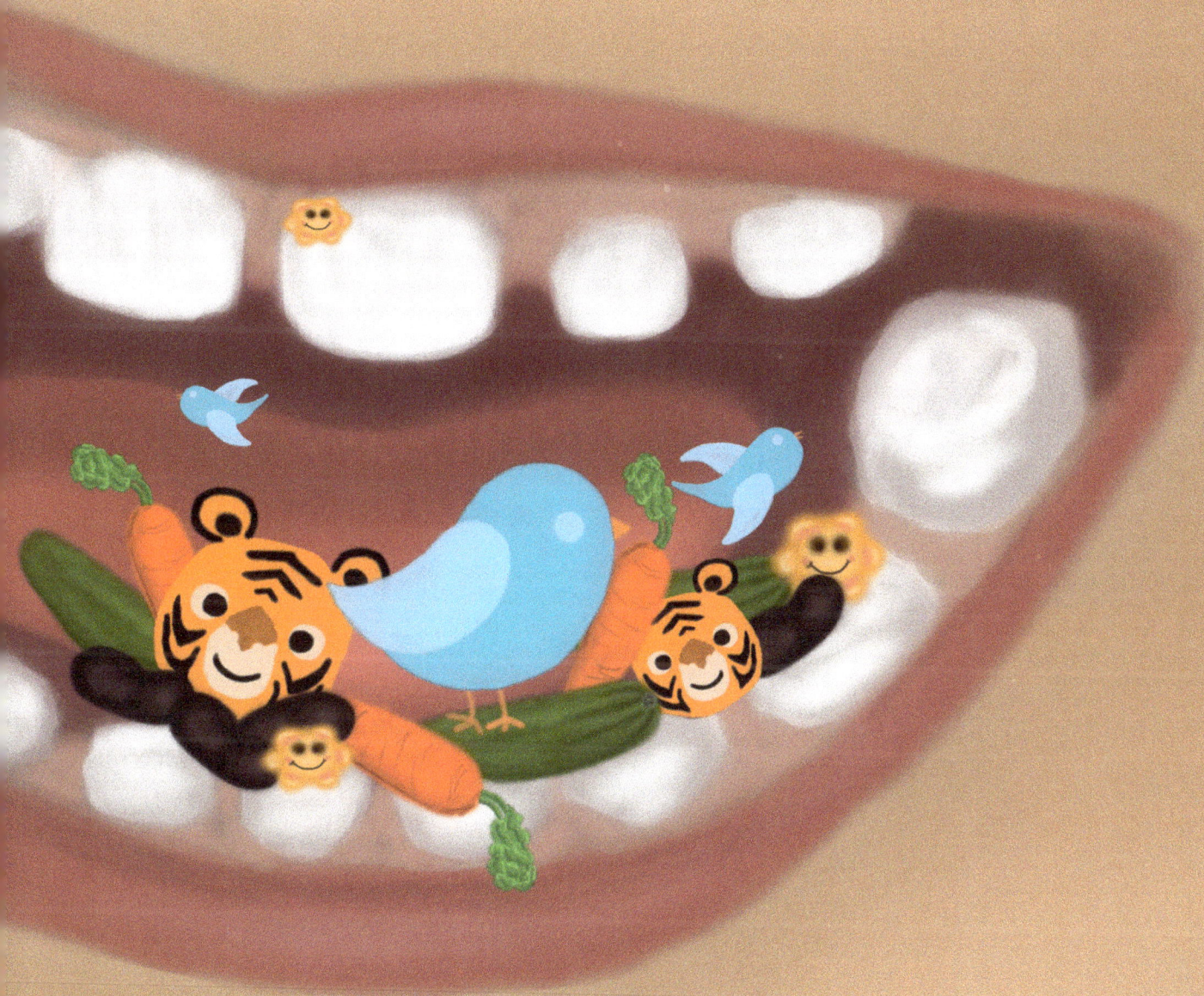

¿Hay algúnos animales, vegetales, gérmenes verdes o bichos de azúcar en tu boca?
Echemos un vistazo.

Yay! There're only sparkling teeth.

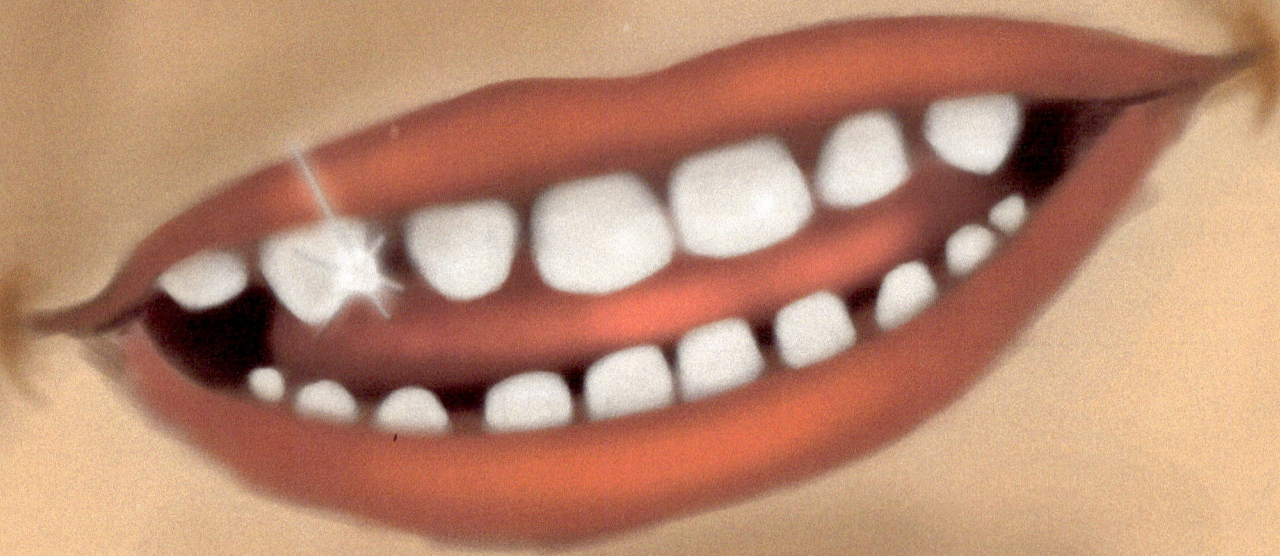

¡Viva! Ahí hay solo dientes brillantes.

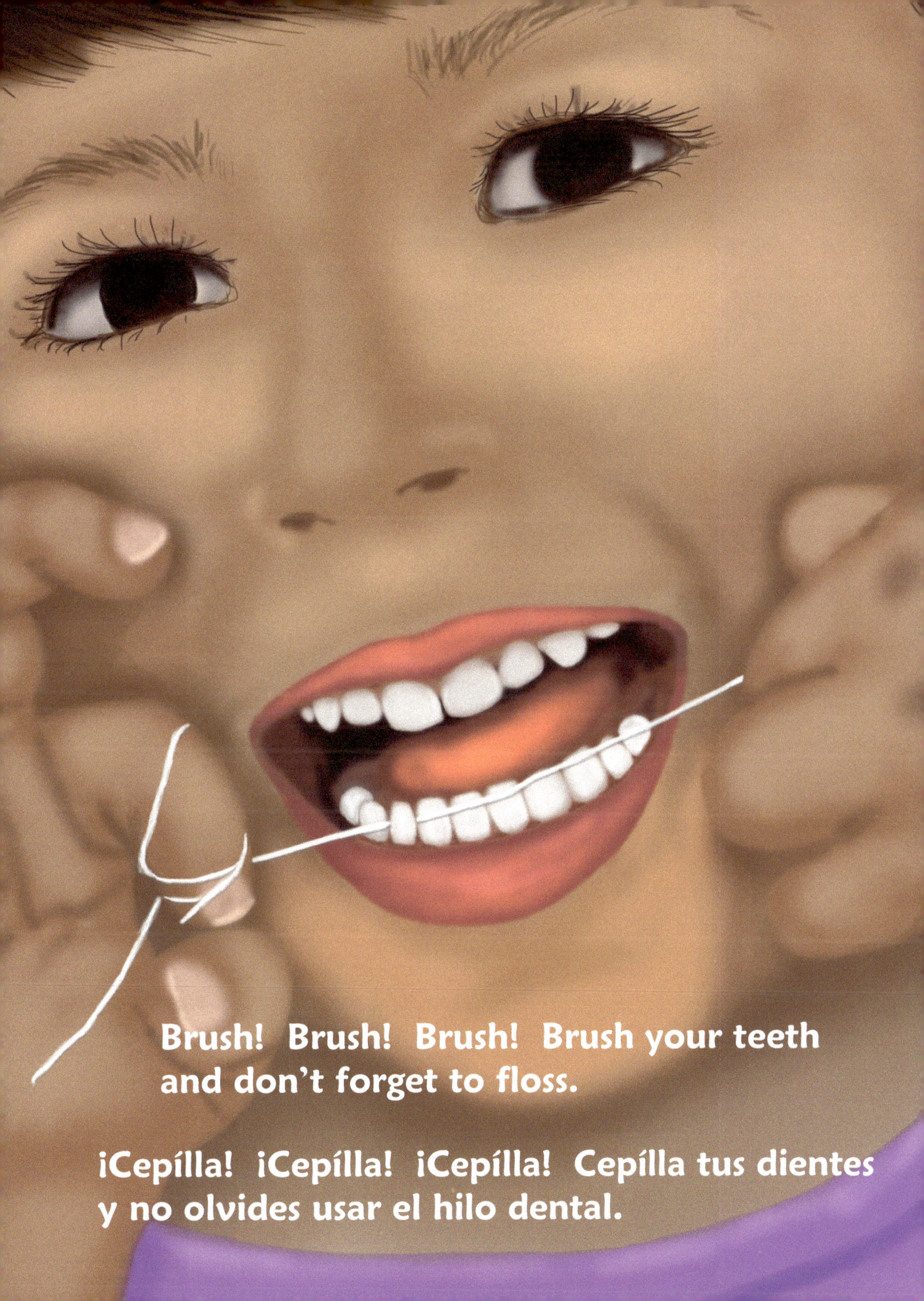

Brush! Brush! Brush! Brush your teeth and don't forget to floss.

¡Cepílla! ¡Cepílla! ¡Cepílla! Cepílla tus dientes y no olvides usar el hilo dental.

What if you don't have any teeth?
That's ok . . . Wipe! Wipe! Wipe!
Wipe your gums.

¿Y qué si no tienes ningún diente?
Está bien. . . ¡Limpia! ¡Limpia! ¡Limpia!
Limpia tus encías.

About the Author

The author of Brush! Brush! Brush! Leticia Mendoza-Sobel, D.D.S., has taught pediatric dentistry at the University of the Pacific, School of Dentistry for over 20 years. She has practiced pediatric dentistry since 1996 in the San Francisco, Bay Area. Doctor Mendoza-Sobel treats young children in her office using different distraction techniques like counting, singing, imagery, sound making and story-telling. Her behavior management for young children has helped parents to make the home tooth brushing experience more enjoyable.

For more information or author-signed copies, visit: www.BrushBrushBook.com

La autora de ¡Cépilla! ¡Cépilla! ¡Cépilla! Leticia Mendoza-Sobel, D.D.S., ha enseñado odontología pediátrica en la Universidad del Pacífico, Escuela de Odontología por más de 20 años. Ella ha practicado odontología pediátrica desde 1996 en el área de la Bahía de San Francisco. La doctora Mendoza-Sobel, atiende niños pequeños en su consultorio, utilizando diferentes técnicas de distracción como contar, cantar, imaginar, hacer sonidos y contar cuentos. Su manejo del comportamiento de niños pequeños ha ayudado a los padres a hacer del cepillado dental en la casa una experiencia más agradable.

Para más información o ejemplares firmados por la autora, visita: www.BrushBrushBook.com

Consejos para padres

Cepillado

Limpia la encías de tu bebé con una toallita húmeda. Asegura la toallita alrededor de tu dedo índice y frota suavemente sus encías.

Una vez que los primeros dientes de tu niño salgan, lávalos dos veces al día usando un cepillo de dientes suave con cerdas redondas y con una capa delgada de pasta de dientes. Sujeta el cepillo de dientes en un ángulo de 45 grados con respecto a los dientes, haciendo círculos suaves y limpiando cada superficie dental.

Cepilla la lengua para remover la bacteria que se adhiere a su superficie.

Uso del hilo dental

Empieza a usar el hilo dental cuando los dientes de tu hijo comiencen a tocarse unos con otros. El uso de hilo dental ayuda a prevenir caries entre los dientes y mantiene las encías sanas.

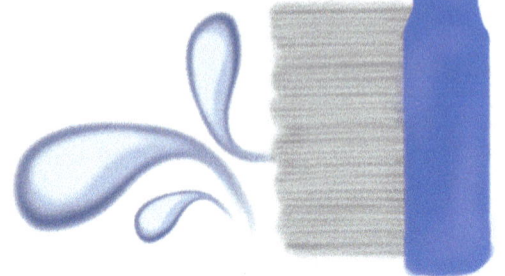

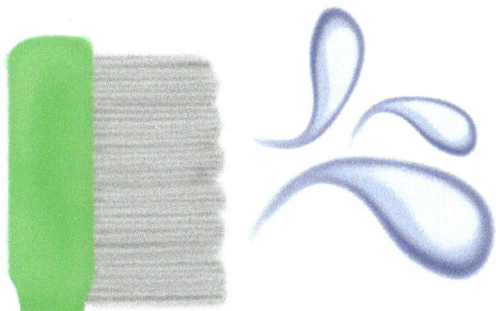

Tips for parents

Brushing

Wipe your baby's gums with a damp washcloth. Wrap the washcloth around your index finger and rub it gently over his/her gums.

Once your child's first teeth come in, brush them twice a day using a soft toothbrush with rounded bristles and with a thin smear of toothpaste. Hold the toothbrush at a 45-degree angle to the teeth, making gentle circles and cleaning every surface of the teeth.

Brush the tongue to remove the bacteria that sticks to its surface.

Flossing

Begin using floss when your child's teeth start to touch one another. Flossing helps prevent cavities between the teeth and keeps the gums healthy.

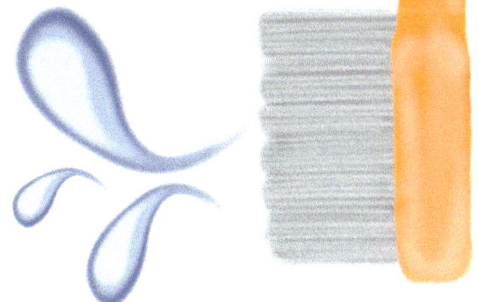

ABOOKS

ALIVE Book Publishing and ALIVE Publishing Group
are imprints of Advanced Publishing LLC,
3200 A Danville Blvd., Suite 204, Alamo, California 94507

Telephone: 925.837.7303 Fax: 925.837.6951
www.alivebookpublishing.com

www.ingramcontent.com/pod-product-compliance
Lightning Source LLC
Chambersburg PA
CBHW041604260326
41914CB00011B/1381